¡QUE VIVAN LAS ENFERMERAS!

por Elle Parkes

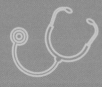

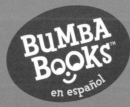

BUMBA BOOKS™
en español

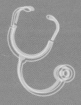

EDICIONES LERNER ◆ MINNEAPOLIS

Nota para los educadores:

En todo este libro, usted encontrará preguntas de reflexión crítica. Estas pueden usarse para involucrar a los jóvenes lectores a pensar de forma crítica sobre un tema y a usar el texto y las fotos para ello.

ediciones Lerner
Una división de Lerner Publishing Group, Inc.
241 First Avenue North
Mineápolis, MN 55401, EE. UU.

Si desea averiguar acerca de niveles de lectura y para obtener más información, favor consultar este título en www.lernerbooks.com

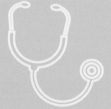

Library of Congress Cataloging-in-Publication Data

Names: Parkes, Elle.
Title: ¡Que vivan las enfermeras! / por Elle Parkes.
Other titles: Hooray for nurses! Spanish
Description: Minneapolis : ediciones Lerner, 2017. | Series: Bumba books, en español. ¡Que vivan los ayudantes comunitarios! | Audience: Age 4–8. | Audience: K to grade 3. | Includes bibliographical references and index.
Identifiers: LCCN 2016042730 (print) | LCCN 2016044736 (ebook) | ISBN 9781512441390 (lb : alk. paper) | ISBN 9781512453874 (pb : alk. paper) | ISBN 9781512449761 (eb pdf)
Subjects: LCSH: Nurses—Juvenile literature. | Nursing—Juvenile literature.
Classification: LCC RT61.5 .P3718 2017 (print) | LCC RT61.5 (ebook) | DDC 610.73—dc23

LC record available at https://lccn.loc.gov/2016042730

Fabricado en los Estados Unidos de América
1 – CG – 7/15/17

Expand learning beyond the printed book. Download free, complementary educational resources for this book from our website, www.lernerresource.com.

Tabla de contenido

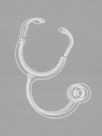

Las enfermeras nos mantienen sanos

Las enfermeras ayudan a que la gente se mantenga sana.

Ellas trabajan con doctores.

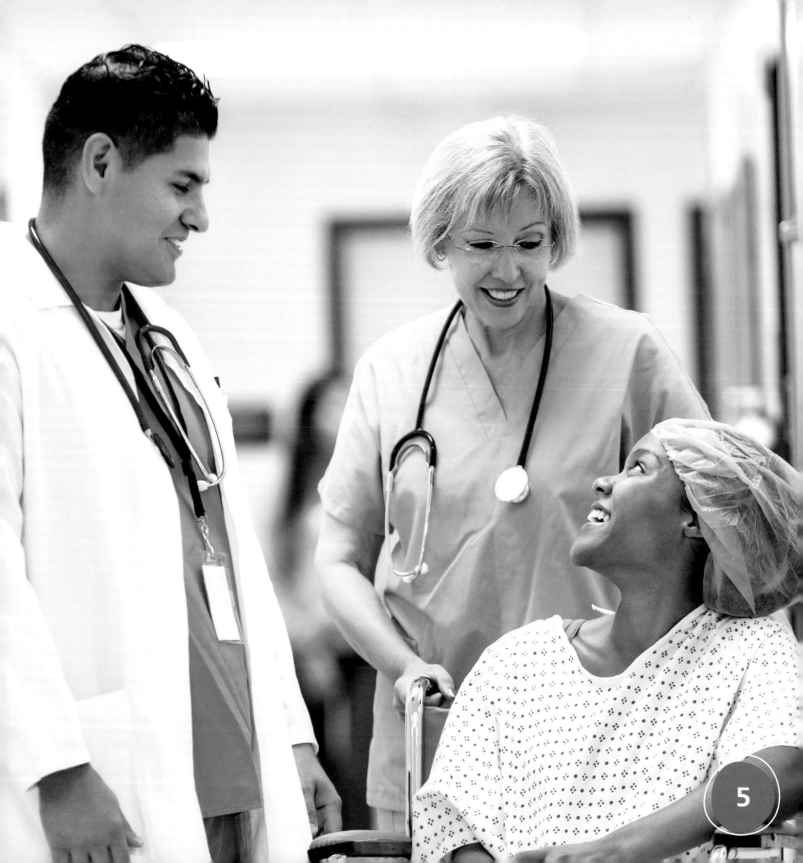

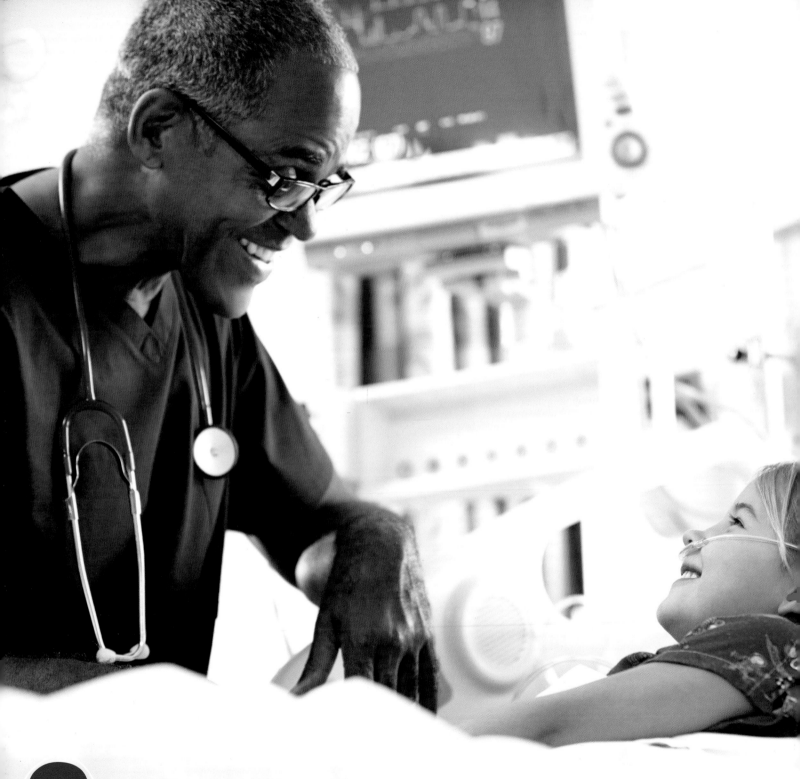

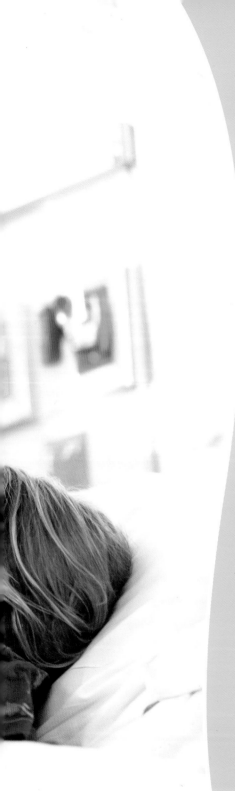

Las enfermeras trabajan

en hospitales.

Ayudan a los pacientes.

Los pacientes son personas

enfermas o lastimadas.

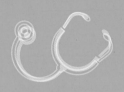

Algunas enfermeras cuidan a los bebés recién nacidos.

Estas enfermeras también ayudan a las nuevas madres.

¿Por qué piensas que las nuevas madres necesitan la ayuda de una enfermera?

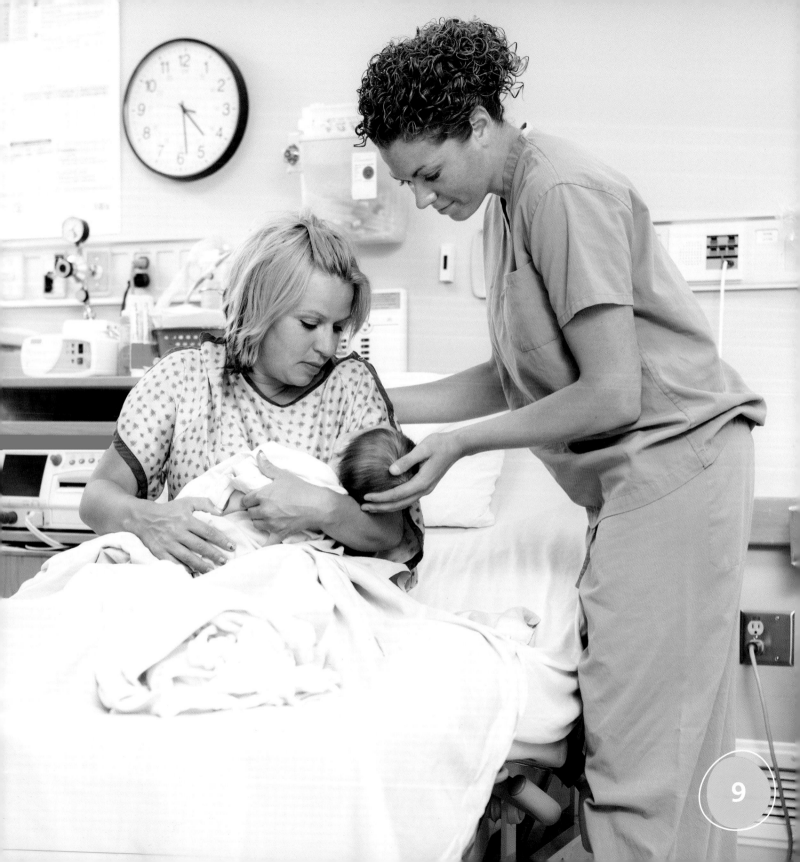

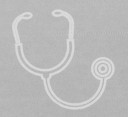

Ellas también trabajan en escuelas. Cuidan a los estudiantes enfermos.

¿Dónde más piensas que las enfermeras pueden trabajar?

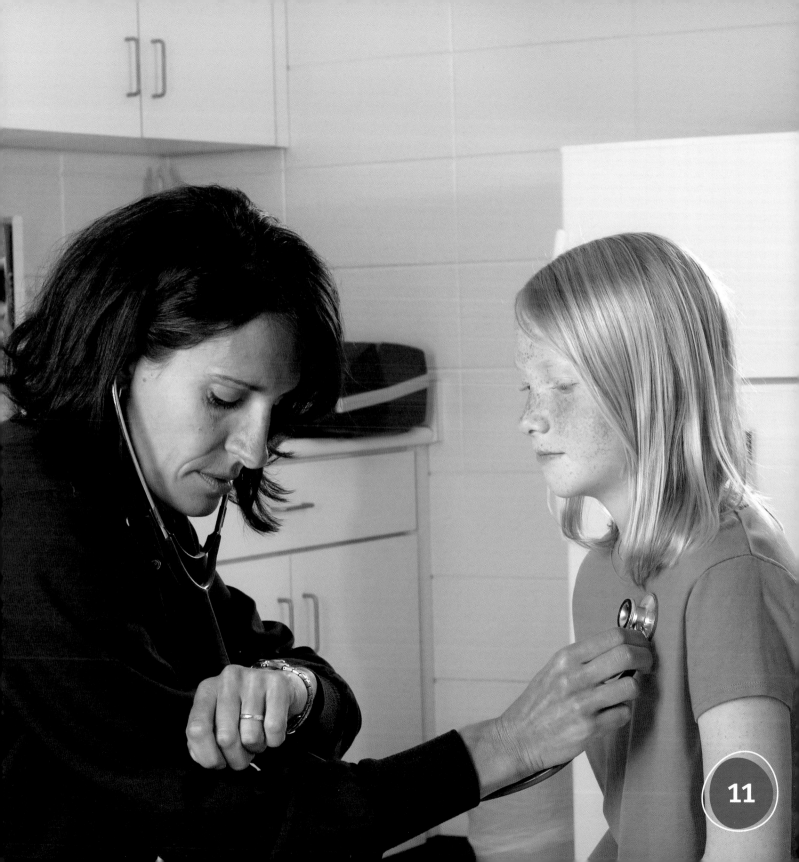

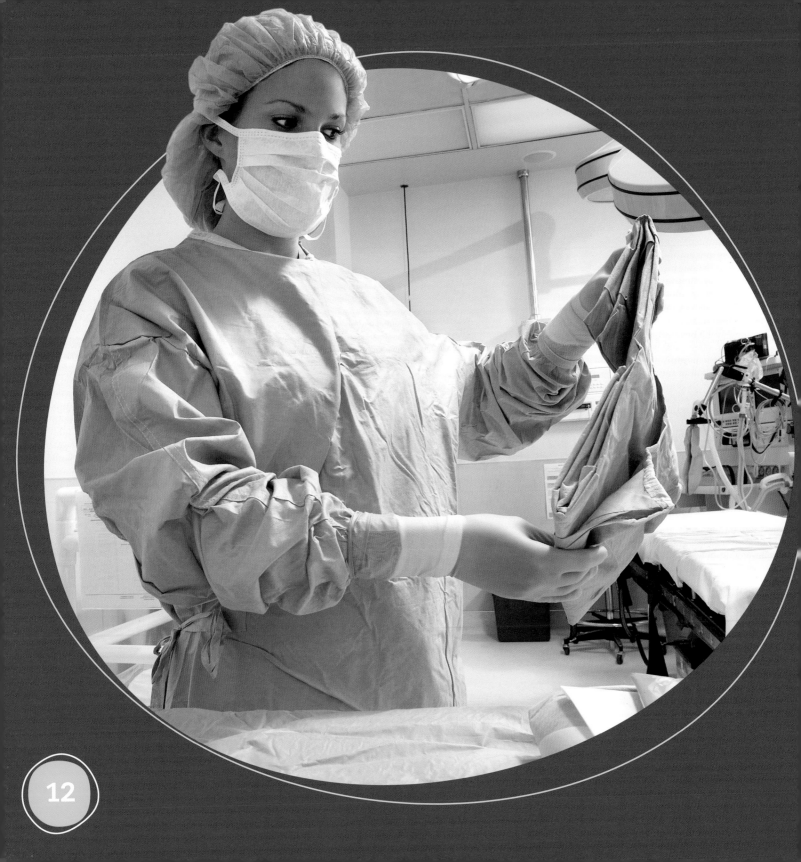

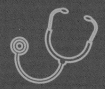

Las enfermeras usan un uniforme.

A veces usan guantes.

Los uniformes ayudan a las

enfermeras a protegerse

de los gérmenes.

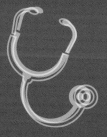

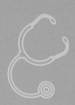

Las enfermeras usan herramientas especiales.

Una balanza revisa el peso.

Un termómetro revisa tu temperatura.

¿Por qué deben las enfermeras revisar tu peso?

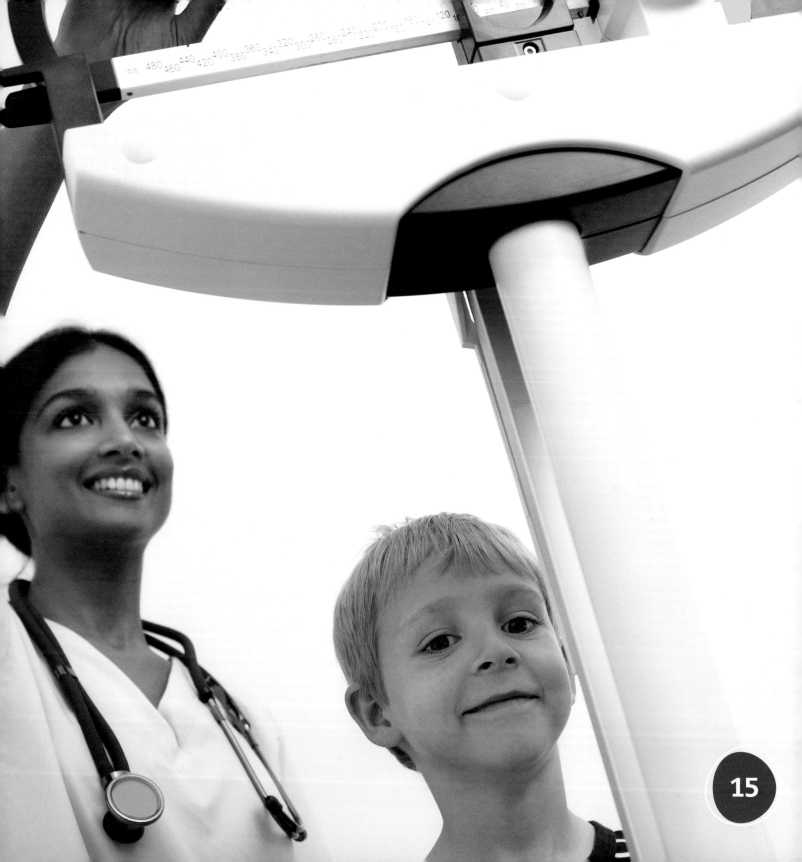

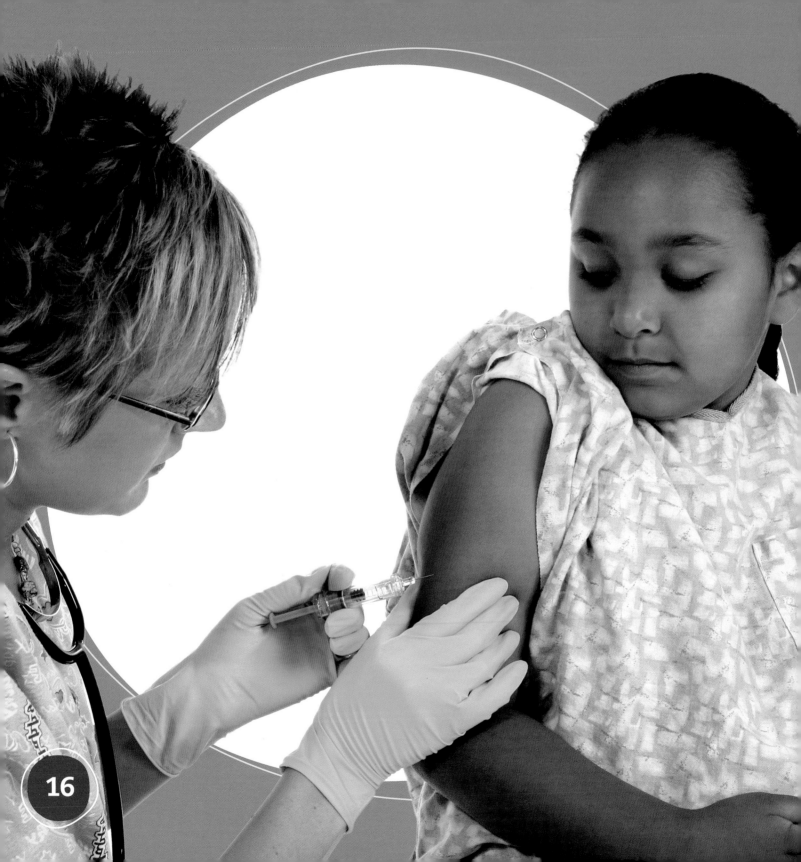

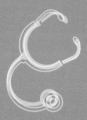

Las enfermeras le dan medicina

a la gente.

A veces, las enfermeras dan

una píldora.

Otras veces, le ponen a alguien

una inyección.

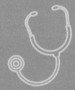

Las enfermeras estudian

en la universidad por

varios años.

Entonces están preparadas

para ayudar a los pacientes.

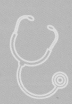

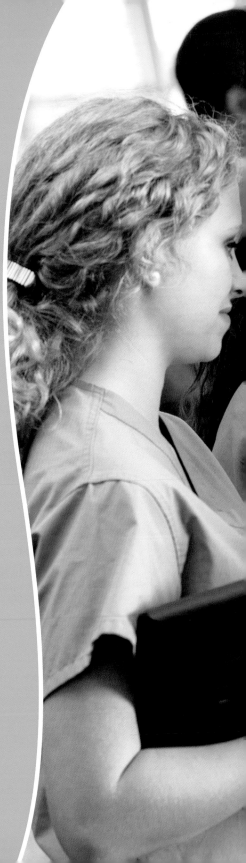

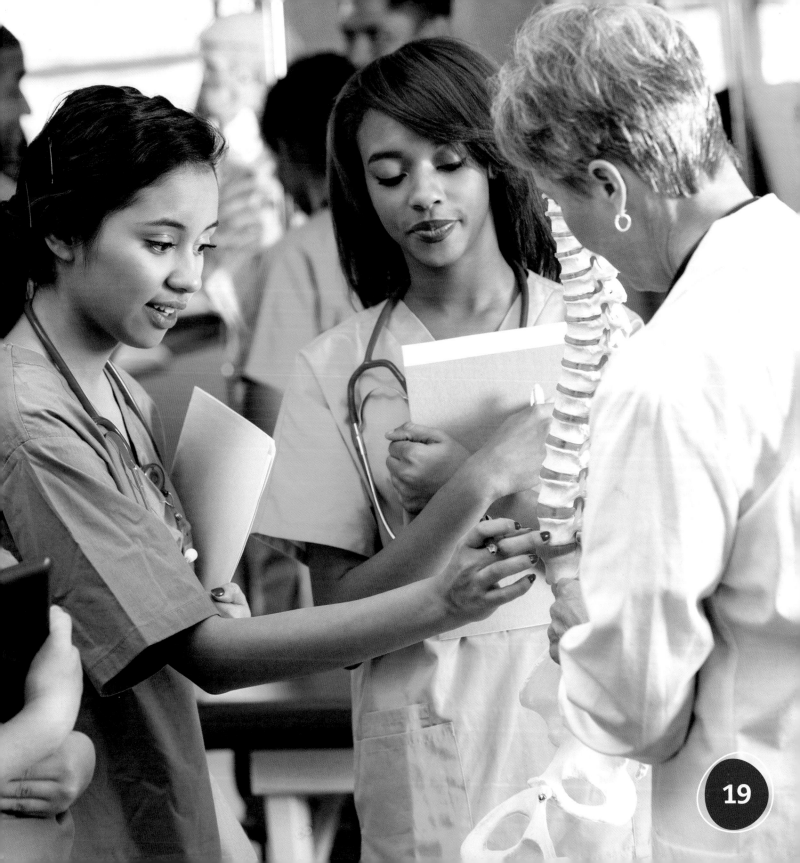

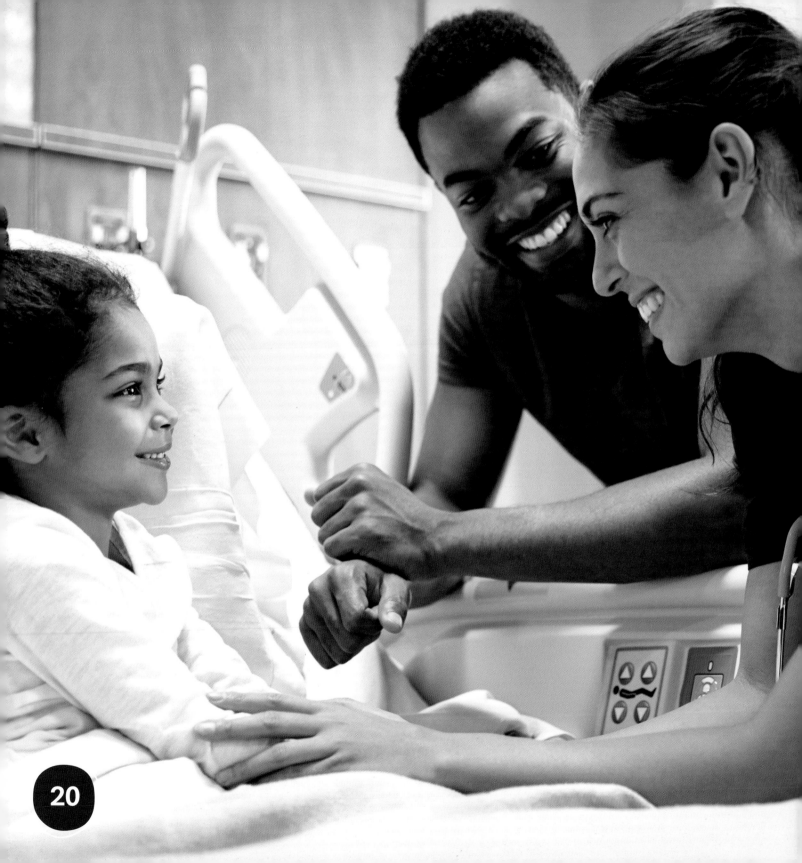

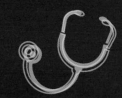

Las enfermeras trabajan durante

largas horas.

Cuidar a los demás es muy importante

para ellas.

Herramientas de las enfermeras

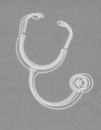

instrumento para revisar el latido del corazón

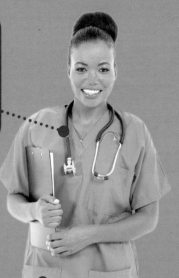

guantes

uniforme de enfermeras

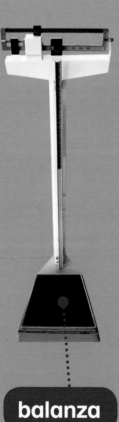

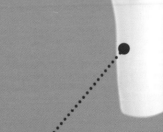

termómetro

balanza

Glosario de las fotografías

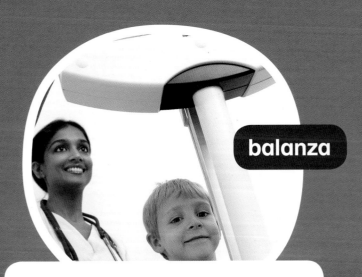

balanza

un aparato que pesa cosas

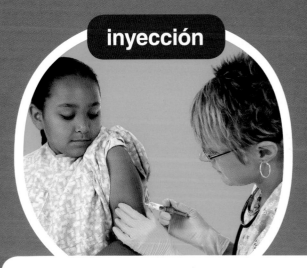

inyección

medicina que se empuja hacia adentro con una aguja

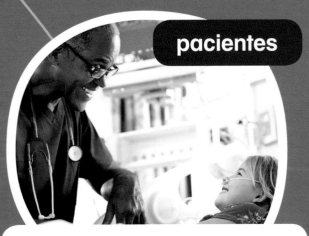

pacientes

gente enferma o lastimada tratada por las enfermeras y los doctores

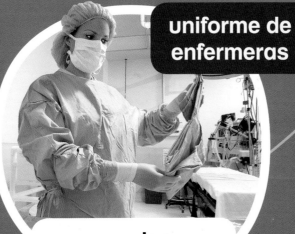

uniforme de enfermeras

ropa que las enfermeras usan

Leer más

Garrett, Winston. *What Does the School Nurse Do?* New York: PowerKids Press, 2015.

Meister, Cari. *Nurses.* Minneapolis: Bullfrog Books, 2015.

Minden, Cecilia. *Nurses.* Mankato, MN: The Child's World, 2014.

Índice

Crédito fotográfico

Las fotografías en este libro se han usado con la autorización de: © Steve Debenport/iStock.com, pp. 5, 18–19; © Monkey Business Images/Shutterstock.com, pp. 6–7, 20, 23 (esquina superior izquierda); © Tyler Olson/Shutterstock.com, p. 9; © Brian Eichhorn/Shutterstock.com, pp. 10–11; © bikeriderlondon/Shutterstock.com, pp. 12, 15, 23 (esquina superior derecha), 23 (esquina inferior izquierda); © Duplass/Shutterstock.com, pp. 16, 23 (esquina inferior derecha); © michaeljung/Shutterstock.com, p. 22 (izquierda); © Burlingham/Shutterstock.com, p. 22 (esquina superior derecha); © luk/Shutterstock.com, p. 22 (mitad inferior); © Brocreative/Shutterstock.com, p. 22 (esquina inferior derecha).

Portada: © michaeljung/iStock.com/Thinkstock.